Société de Médecine d'Amiens.

LAPOSTOLLE

(1749—1831)

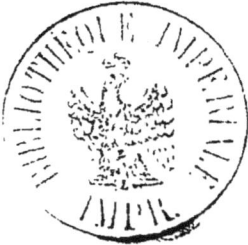

PAR LE DOCTEUR COURTILLIER.

« Les tiges des céréales doivent être
» considérées comme autant de para-
» foudres qui protègent nos récoltes. »
(*Traité des parafoudres et des para-*
grêles en corde de paille.)
LAPOSTOLLE (1820.)

(Lecture faite à l'Académie d'Amiens, dans sa Séance du 25 Février 1859.)

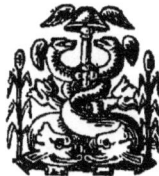

AMIENS,

IMPRIMERIE DE V.e HERMENT, PLACE PÉRIGORD, 3.

—

1859.

LAPOSTOLLE

(1749—1851.)

« Les tiges des céréales doivent être
» considérées comme autant de para-
» foudres qui protègent nos récoltes. »
(*Traité des parafoudres et des paru-
grêles en corde de paille.*)
LAPOSTOLLE (1820.)

———————

Dix-neuf décembre 1831 ! Tel est le millésime gravé
sur un monument funèbre d'une perfection rare (1),
monument que l'étranger ne peut voir avec indifférence,
en visitant notre splendide cimetière de la Madeleine.

En effet, ce bas-relief est l'œuvre d'un maître. Ils sont
vivants et parlants ces génies de marbre, aux mains
chargées des attributs de la science. Et quelle harmonie
d'ensemble et de détails, quelle fuite, quelle perspective
dans ce paysage dont, matériellement parlant, la pro-
fondeur n'excède pas quatre centimètres !

(1) Il est dû au ciseau de MM. Duthoit frères, nos compatriotes.

1*

Mais pourquoi ce paysage ? Pourquoi, sur les habitations, sur le clocher de ce village, comme dans toute l'étendue de ces moissons courbées par la brise, pourquoi ces barres verticales plantées à des distances régulières ?

C'est ce que nous apprendrons bientôt en interrogeant la vie de l'homme dont ce monument protège la cendre.

ICI REPOSE

ALEXANDRE-FERDINAND-LÉONCE

LAPOSTOLLE,

MAÎTRE EN PHARMACIE,

OFFICIER DE L'UNIVERSITÉ,

PROFESSEUR DE PHYSIQUE ET DE CHIMIE

A L'ÉCOLE PRÉPARATOIRE DE MÉDECINE

D'AMIENS,

L'UN DES FONDATEURS DE LA SOCIÉTÉ MÉDICALE

DE LA MÊME VILLE, ETC.

Ceux de nos compatriotes qui se souviennent de M. Lapostolle, qui se rappellent le nombre et l'importance de ses fonctions publiques pendant sa longue carrière, s'étonnent sans doute que nous supprimions de son épitaphe la plupart des titres qui l'y font revivre. Les titres (nous entendons les véritables) sont à l'homme moral ce que le signalement des formes et de la configuration extérieure est à l'homme physique. Les oublier dans M. Lapostolle, c'est laisser dans l'ombre une partie du personnage. Qu'on se rassure donc ; leur complète énu-

mération, témoignage irréfutable de l'immense savoir et
de l'activité surhumaine de notre illustre professeur,
trouvera sa place dans la courte mais substantielle étude
que nous allons lui consacrer.

Maubeuge fut sa patrie. Il y vint au monde le 21 décembre 1749 ; mais rarement les hommes prédestinés
meurent-ils au lieu qui les a vus naître : ils ont au loin
leur mission et leur terre promise. Orphelin de père, à
l'âge de douze ans, l'éducation du jeune Lapostolle n'en
souffrit point ; il lui restait une mère dont l'intelligence
et la force d'âme égalaient la tendresse. Après de bonnes
études au collège de sa ville natale, et deux années de
séjour chez un pharmacien de Maubeuge, il se rend à
Paris pour y prendre ses grades. Sa vocation l'attendait
dans cette capitale. Élève en pharmacie, sa bonne étoile
le conduit d'abord chez M. Mège, puis chez Cadet de
Vaux, personnages peu connus de la génération actuelle,
mais dont les noms, dans le monde savant de 1760, ont
jeté leur éclat et ont eu leur retentissement. A la voix des
Rouelle, des Beaumé, des Sage, les plus habiles pro-
fesseurs du temps, il se sent pris, pour la science dont
il devait bientôt, de sa personne, nous dispenser les
trésors, d'un enthousiasme qui, aux jours mêmes de
l'extrême vieillesse, n'avait rien perdu de sa chaleur.
Un instant toutefois, une folle passion met en péril son
avenir ; et que de beaux avenirs compromis ou même
perdus par de folles passions ! Heureusement pour lui,

c'était ce qu'on est convenu d'appeler une passion mal-
heureuse. « Dans son désespoir, il veut renoncer au
» monde. Il se jette dans un cloître de Chartreux, à
» Moulins-en-Bourbonnais. Mais le silence de ces lieux,
» l'austérité de la règle, la pratique et les inspirations
» d'une vie religieuse, le rendent à lui-même. Il voit son
» égarement, et songe dès lors à se rendre utile à ses
» semblables (1). »

Dans les âmes novices mais généreuses et grandes,
ces sortes de fièvres n'ont que la durée d'un rêve ou
d'une surprise. A l'égoïsme d'une passion exclusive, qui
place notre bonheur et notre fin sur une seule tête, en
nous affranchissant, pour ainsi dire, de tout autre lien
social, se substitue bientôt, avec la pensée du devoir, et
dans l'acception la plus étendue, l'amour de nos semblables, c'est-à-dire, sous le nom de philanthropie, ou
mieux encore sous celui de charité chrétienne (2), ce
sentiment de bienveillance universelle qui, avant toute
chose, nous impose la loi de nous rendre utiles. Nous
rendre utiles, n'est-ce pas, en effet, dans nos rapports
sociaux, notre seule et unique mission?

Ainsi le comprenait enfin notre futur collègue. « Il
» rentra chez Cadet de Vaux, où il reprit, avec la même

(1) Éloge de M. Lapostolle, lu à l'Académie d'Amiens, en 1832, par
N. Delamorlière.

(2) Il résume tous les mouvements généreux, toutes les affections
légitimes de l'homme.

» ardeur, ses fonctions et ses études chéries (1). » Ses
cours terminés, on ne dit pas s'il revit Maubeuge. Que
ce fût de lui-même ou par les conseils de Cadet de Vaux
qu'il vint se fixer à Amiens, peu nous importe ; l'histoire de nos entraînements, comme celle des circonstances
qui les déterminent ou leur font obstacle, est toute dans
ce mot : « l'homme s'agite et Dieu le mène. »

A peine au milieu de nous, ses formes aimables lui
concilient l'opinion ; et la variété, la multiplicité de ses
connaissances le font rechercher de nos plus habiles
médecins. Enfin, son remarquable dévouement, pendant
une épidémie meurtrière, lui gagne l'affection et le pa-
tronage de l'Intendant de Picardie, M. d'Agay (2).

Mais ce qui domine dans le nouveau-venu, ce qui
surtout frappe les esprits observateurs, c'est un caractère
entreprenant, secondé par une activité d'esprit peu ordi-
naire (3).

De l'arrivée du jeune professeur dans notre ville, date
pour nous, en quelque sorte, l'ère de la science. En 1774,
confinée dans le cabinet de quelques savants, enseignée
à de rares adeptes dans quelques écoles, la physique
n'était rien moins que répandue et populaire. Pour la
chimie, à peine la connaissait-on parmi nous, même de

(1) Éloge de M. Lapostolle par N. Delamorlière.
(2) Ib.
(3) Ib.

nom. Plusieurs en avaient ouï parler vaguement, et,
dans leur ignorance, ils s'en faisaient un monstre comme
de l'alchimie, de l'astrologie et de toutes les sciences oc-
cultes. Enfin, comme ce personnage de comédie qui fit
longtemps de la prose sans qu'il s'en doutât, la plupart
des industriels usaient, traditionnellement et par routine,
de recettes venues ils ne savaient d'où, et qui n'étaient
autres que des procédés chimiques mal digérés, sans
s'imaginer qu'il existât au monde une science du nom de
chimie. Ils apprirent de M. Lapostolle, dont le laboratoire n'était fermé pour personne, à raisonner, à
corriger ces procédés, à les rendre, par cela même,
plus sûrs et moins dispendieux, perfectionnement dont
nos relations· commerciales ressentirent immédiatement
le bienfait.

On courait à ses leçons comme à une fête ; toute la
ville s'y portait. « Son premier cours, inauguré dans
» une des salles du couvent des Jacobins, nous inspira
» le goût des sciences, à ce point que M. Lapostolle se
» vit obligé d'en professer un second chez lui. Son adresse
» dans les expériences, leur nouveauté, leur merveilleux
» attiraient la foule, et le cercle d'hommes éclairés et
» de femmes élégantes qui venaient l'entendre, le mirent
» bientôt à la mode (1). »

Jugeons de notre professeur, de sa science et de son

(1) Éloge de M. Lapostolle par N. Delamorlière.

talent, par le mérite même de ses auditeurs les plus
exacts, par le rang et la position sociale de ses familiers et
de ses collaborateurs les plus ordinaires : « Convaincu
» de la fragilité des connaissances qui ne reposent que
» sur des nomenclatures et des théories, il avait ouvert,
» dans un établissement de sa création (le Musée), un
» cours particulier d'études expérimentales. C'est là que,
» sous sa direction, l'abbé Reynard, MM. d'Hervillez et
» Delamorlière père, ainsi que les futurs ministres Dejean
» et Roland de la Platière, constataient les découvertes
» de la physique, et s'occupaient de l'analyse chimique
» des substances (1). »

En peu de temps, ces cours portent leurs fruits. « Des
» fabriques d'orseille, d'acide nitrique, sulfurique et
» hydrochlorique, paraissent successivement, et d'impor-
» tantes améliorations se font remarquer dans le tannage,
» la teinture, les blanchisseries et les apprêts de tous
» genres (2). »

Que ne suggère pas au jeune savant son ardeur pas-
sionnée pour l'étude et le perfectionnement des arts utiles?
En débutant parmi nous, et dans l'honorable pensée de

---

(1) Loco cit. — Des notices intéressantes sont consacrées à l'abbé
Reynard et à MM. Delamorlière père et fils, dans la *Biographie des
hommes célèbres du département de la Somme*, 2 vol. in-8°, Raoul Ma-
chart éditeur. Voir dans les dictionnaires biographiques généraux,
les notices relatives aux ministres Dejean et Roland de la Platière.

(2) Ibid.

servir avant tout les intérêts de son pays adoptif, il s'était particulièrement livré à des travaux analytiques sur les substances tinctoriales. C'est à l'instigation de M. Lapostolle et de Roland de la Platière, que l'Académie des Sciences mit au concours, en 1776, pour sujet de prix, l'analyse de l'indigo du commerce. « Ils en firent les » fonds, de compagnie avec MM. Delamorlière père, » Flesselle, et Halker de Rouen. De nouvelles applica- » tions de cette analyse à la teinture valurent le prix à » Quatremère de Jonval. Ce concours fut très-brillant, » et par le mérite des candidats, et par le fameux mé- » moire d'Haussemann, que les Guiton de Morvaux et » les Lavoisier placèrent si haut quoiqu'il n'eût obtenu » que l'accessit. On se souvient à peine aujourd'hui de » pareils services, qui cependant font époque dans la » science (1). » D'ailleurs, par cette raison qu'en toutes choses les premiers pas sont les plus difficiles, ils ont dû demander plus d'efforts que les magnifiques enfantements de la science moderne.

Assurément, faisons à l'éducation religieuse et morale de l'homme la plus belle part ; au point de vue même de la vie présente, c'est dans l'ordre, et les bons esprits n'ont pas besoin qu'on le leur prouve ; mais n'allons pas nous étonner toutefois de l'importance accordée aux sciences naturelles, et surtout à la chimie, dans

(1) Loco cit.

les divers systèmes de l'éducation actuelle. Des progrès
de la chimie , de son alliance avec la physique , on a vu
naître la galvanoplastie , la photographie , le télé-
graphe électrique... tous ces prodiges de l'art moderne.
Sur quelle substance naturelle, organique ou inorganique,
sur quelle masse, sur quel atome de ce vaste univers les
lois de cette science n'ont-elles point de prise? Quel art
mécanique ou d'agrément, quelle profession , même libé-
rale, n'étaient en souffrance avant l'exacte connaissance
de ces lois? En effet , si la chimie a bien mérité des arts ,
du commerce , de l'industrie , que ne lui doit pas la médecine ? Que d'erreurs dans la pratique, avant le classe-
ment bien arrêté des substances dites incompatibles (1) !

(1) Remarquons-le cependant : il n'y a que l'expérimentation thérapeutique qui puisse révéler l'incompatibilité des diverses substances
médicinales entr'elles ; et telles substances réputées incompatibles
à priori, c'est à dire avant que leurs effets se soient produits dans nos
organes, peuvent ne pas l'être *à posteriori*, c'est à dire après leur inges-
tion dans l'estomac. En effet, la force vitale de ce viscère, comme aussi
les acides et les alcalis qui lui sont propres et qui , les uns et les autres,
s'y rencontrent dans des proportions très-variables et relatives à l'idio-
syncrasie individuelle, préviennent ou modifient parfois essentielle-
ment les réactions des substances présumées incompatibles. C'est ce
qui se voit, par exemple, après l'administration thérapeutique du sous-
carbonate de fer avec partie égale de quinquina ou de cachou, soit que
les parois gastriques, absorbant rapidement ces deux dernières substances, ne leur laissent pas le temps de se transformer en tannate, soit
que, les sucs mêmes de l'estomac donnant un autre cours aux réactions chimiques de ces principes, l'effet de ceux-ci sur l'économie n'en
soit ni neutralisé ni perverti.

A la magistrature toutefois de partager notre gratitude pour la science hermétique ; jusqu'à M. Lapostolle, jusqu'aux premiers propagateurs de cette science qui en ont allumé le flambeau dans notre patrie, les problèmes judiciaires du ressort de la chimie demeuraient insolubles pour les dispensateurs de la justice humaine. La médecine légale, qui a pris tant de développement et de consistance depuis le commencement de ce siècle, ne date en réalité, chez nous, que de M. Lapostolle.

Quelle branche d'industrie n'a-t-il pas améliorée ou fécondée dans son pays d'adoption ? « C'est encore à sa » prière et à celle de l'abbé Reynard, que l'Intendant de » Picardie manda Parmentier et Cadet de Vaux, en 1785, » pour nous enseigner publiquement l'art de la boulan- » gerie, fort arriéré dans notre province (1) »

« Ces cours pratiques durèrent six jours, pendant » lesquels les meuniers, les boulangers et une foule de » ménagères et d'habitants de la ville ne cessèrent d'y » assister. Ils eurent les meilleurs résultats et furent » continués par M. Lapostolle assez longtemps pour en » faire profiter toute la Picardie (2). »

Préparé de longue main sur ces matières, il complétait son enseignement par des considérations préliminaires sur les arts préalables et accessoires. « L'agriculture et la

(1) Loco cit.

(2) Loco cit. — Voir l'article Reynard dans la *Biographie des hommes célèbres, etc., du département de la Somme*, déjà citée.

» moulure économique lui doivent d'importants ser-
» vices (1). »

Aujourd'hui que — semblables à ces hideux oiseaux
qui fuient le soleil — l'ignorance et le préjugé, insépa-
rables compagnons, disparaissent de plus en plus du
sein de nos villes, chassés au loin par le flambeau de la
science, on a peine à croire qu'il ait fallu des siècles pour
écarter, de nos demeures, des pratiques et des habitudes
dont une expérience de chaque jour démontre le danger.
A qui devons-nous, habitants de cette cité, la suppression, ou si l'on veut, l'usage plus sobre et plus circons-
pect des ustensiles de cuivre dans nos cuisines? A M. Lapostolle. Ce que n'avaient pu provoquer des sinistres et
des malheurs domestiques incessamment reproduits, fut
l'œuvre facile et soudaine d'un homme doublement populaire par la bienveillance et par la science.

Des faits qui précèdent, nous pouvons inférer déjà que
le progrès, sous quelque forme qu'il se présente, aura
toujours dans M. Lapostolle un auxiliaire.

« Disciple de l'illustre Parmentier, dit M. le docteur
» Barbier (2), et enthousiaste d'une découverte qui
» devait tout à la fois (comme il ne se lassait pas de le
» répéter) augmenter les jouissances du riche, diminuer
» les besoins du pauvre, et protéger à jamais l'Europe

(1) Loco cit.
(2) Discours prononcé aux obsèques de M. Lapostolle

» contre les horreurs de la famine , il n'épargna aucun
» effort , aucun sacrifice pour populariser , dans cette
» province, la culture de la pomme de terre (1). Aussi ,
» avec quel ravissement ne voyait-il pas , dans nos
» plaines , les vertes tiges de sa plante favorite former
» un champ et se développer en toute liberté auprès
» des épis dorés du froment et du seigle ! Bientôt il ana-
» lyse ces tiges et y démontre une quantité considérable
» de potasse dont l'extraction , par un procédé qu'il fait
» connaître aux intéressés , va constituer une industrie
» nouvelle. »

En même temps que , par ses conseils et par son
influence , tout prospérait dans la province de Picardie ,
« il montrait, pour lui-même , cette hardiesse et ce
» courage d'entreprise qui firent alors la fortune des
» Chaptal , des Séguin , de tant d'autres savants, et la
» sienne. Aucun art ne lui semblait étranger. Il s'était
» fait adjuger une grande partie des fortifications exté-
» rieures de la ville : là , il élevait un jardin remar-
» quable par son produit et par ses agréments ; ici ,
» il entreprenait en grand la culture de la pomme de
» terre et , par ses relations avec Parmentier, il intro-
» duisait et acclimatait toutes les variétés de ce précieux
» tubercule. Ailleurs , il essayait un grand établissement

---

(1) On sait que, pour vaincre les préjugés des grands et du peuple
contre la *Parmentière*, le roi Louis XVI se montra en public, paré des
fleurs de cette plante.

» de meunerie , fondé sur des procédés nouveaux , et où
» il professait encore la meunerie et la boulangerie ,
» devant une multitude de maîtres et d'ouvriers. Il
» élevait dans la forêt d'Eu une fabrique d'acier de
» cémentation , dans les faubourgs de cette ville une
» fonderie de canons, et il avait su mettre à sa disposition
» tous les métaux du département (1). »

Au reste, il ne semblait prendre soin de sa fortune
que pour mieux travailler à celle des autres en se
dévouant au bien public ; et nous ne saurions dire, en
vérité, qui l'emportait, dans le cœur de M. Lapostolle , ou son amour pour la science ou son désir de
la rendre utile aux autres. Cette science, trésor qui a
ses avares , conquête souvent stérile ou qui ne profite
qu'au petit nombre , il la voulait féconde et productive
pour tous (2). Travaux sans trève, sacrifices ruineux ,

(1) Eloge de M. Lapostolle par N. Delamorlière.

(2) Il devançait son époque. Ce qu'il pensait, ce qu'il voulait il y a
soixante ans, nous le pensons et le voulons aujourd'hui. « Les sciences
» sont maintenant moins cultivées pour elles-mêmes que pour les
» nouveaux et puissants moyens qu'elles fournissent d'améliorer la
» condition sociale. Ce qu'on veut surtout, c'est la réalisation pratique
» des idées scientifiques, c'est la mise en œuvre, dans l'intérêt de tous,
» des découvertes écloses dans le cabinet ou le laboratoire du savant.
» Les progrès de l'industrie résultent des applications de la science,
» et ces applications sont également exigées par les besoins de l'agri-
» culture. Nous avons vu commencer et nous voyons se développer une
» application systématique et générale de la mécanique, de la physique,
» de la chimie à la pratique. Aussi les découvertes succèdent aux décou-

rien ne lui coûtait pour atteindre cette fin. Persuadé de
cette vérité que rien dans la nature n'a été fait en vain
et que tout a été fait pour l'homme, il avait foi dans
toutes les œuvres de la création, même les plus humbles,
et il les poursuivait de recherches infinies sur leur raison
d'être, sur le parti qu'en peut tirer notre espèce. Nous
l'avons vu utiliser la fane de la pomme de terre; une
religieuse étude de la tige qui porte le blé va le conduire
à une découverte dont les circonstances forment l'épisode
le plus considérable de sa vie scientifique.

En 1820, un livre parut de M. Lapostolle, avec ce
titre : *Traité des parafoudres et des paragrêles en corde
de paille, précédé d'une météorologie électrique présentée
sous un nouveau jour, et terminé par l'analyse de la bouteille de Leyde* (1).

La science de l'électricité, quoique remontant aux
Grecs, est, de toutes les sciences, celle qui marcha avec
le plus de lenteur. Ce n'est pas qu'elle fût absolument
rebelle aux efforts de l'homme. Il en était venu à se saisir
de l'agent terrible qu'on nomme la foudre, à l'empri-

» vertes, la face des choses change pour ainsi dire d'année en année,
» et déjà, ce n'est plus une illusion que d'entrevoir une époque où le
» globe sera régulièrement exploité comme une métairie. » (J. Girar-
din, directeur de l'École préparatoire à l'enseignement supérieur des
sciences et des lettres de Rouen).

(1) Un vol. in-8°, chez Caron-Vitet, imp.-lib., à Amiens.

sonner, à le condenser, par l'accumulation, dans des appareils spéciaux, puis, au gré de sa volonté, à l'en *soutirer* invisible et inoffensif, comme aussi à l'en dégager (non sans péril parfois, pour les expérimentateurs peu exercés) avec ses propriétés fulminantes. Nos traditions locales vous diront avec quel art, avec quelle dextérité M. Lapostolle procédait à ces expériences. Mais que lui importaient, à cet homme avide de résultats pratiques et utiles, des expériences de physique amusante, et dont le dernier mot n'était, en effet, qu'un vain spectacle? Que ne fit-il pas et que n'eût-il pas fait, ce philanthrope modèle, pour asservir une pareille puissance aux besoins physiques et moraux de tous les peuples? Est-il vrai, comme on nous l'a assuré, que le projet d'une télégraphie électrique remonte à plus de soixante ans, et que notre savant collègue devança, au moins en théorie, les essais de l'américain Morse, sur cette matière? Toujours est-il qu'il pressentait de fort loin l'influence à venir du fluide électrique sur les destinées des nations, l'homme qui écrivait dès 1820, dans la préface même du livre que nous allons vous faire connaître : « J'ai depuis long- » temps entrevu l'influence que ce fluide universel exer- » cera un jour sur le bonheur du monde... »

Contemporain de Franklin, et sous le charme de l'invention encore récente du paratonnerre, il ne regrettait, dans son naïf dévouement pour ses semblables, que de ne pouvoir les faire participer tous au bénéfice de cette in-

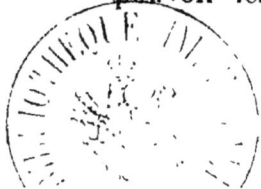

2.

vention miraculeuse. C'est pourquoi, ayant reconnu dans le chaume un degré de conductibilité électrique que ne possèdent ni le fer, ni le cuivre lui-même, il s'empressa de tirer parti de cette découverte pour la construction d'un parafoudre économique, à l'usage des habitations les plus humbles.

Toutefois — et c'est le côté par lequel, dépassant la limite où s'était arrêté Franklin, M. Lapostolle, pour sa part, allait étendre le domaine de la science — distribué dans nos plaines comme sur nos toits, ce modeste et simple appareil ne devait pas seulement, avec plus de sûreté que le paratonnerre métallique, conjurer la foudre, mais empêcher non moins infailliblement la formation de la grêle.

Le livre de M. Lapostolle fit évènement. Lorsqu'il parut, l'auteur, âgé de soixante et douze ans, n'avait plus à faire ses preuves; dans notre province, et bien au-delà, on accueillait comme articles de foi ses opinions en matière de science. En France, à l'étranger, les feuilles publiques applaudirent à une découverte qui comptait déjà pour elle (tant le succès en justifiait partout les applications) non seulement plusieurs de nos départements méridionaux, mais encore l'Italie, la Lombardie, tous les cantons de la Suisse, une partie de l'Allemagne et de la Prusse, enfin, les Etats-Unis de l'Amérique septentrionale (1). Cependant, une voix dissonna dans ce concert

(1) *Traité des parafoudres et des paragrêles en corde de paille.* Troisième supplément.

général, et nous ne voyons pas sans regret l'Académie
des Sciences (dans une question où il importe peu que la
théorie s'accorde avec les faits, pourvu que les résultats
poursuivis soient obtenus) protester contre des faits que
consacrait la notoriété publique, et les reléguer au rang
des fables, par la raison que M. Lapostolle les appuyait
sur des théories en opposition avec les doctrines de la sa-
vante compagnie sur la matière.

Quoique bien moins fréquente, naturellement, chez des
savants de la force des Biot, des Gay-Lussac et des
Charles, l'erreur est de tous les temps et de tous les
hommes; et ainsi qu'on l'a souvent remarqué, l'on ferait
une longue liste de toutes les méprises échappées, depuis
qu'il existe, au premier corps savant de l'Europe (1).

(1) « L'histoire des Académies est là. On a fait un calendrier répu-
» blicain dont chaque jour porte le nom d'une victoire; on pourrait
» aussi aisément faire un calendrier dont chaque jour rappellerait, par
» une découverte, une humiliation que le génie de l'invention a infligée
» aux Académies. Combien de choses déclarées absurdes au moment
» de leur naissance, font aujourd'hui la gloire de leurs auteurs!... »

« Un fou! une folie! Voilà qui est bientôt dit. La vaccine était une
» folie; demandez à la Société royale de Londres. Voyez dans les pu-
» blications du temps ce qu'on a dit du sucre de betterave et de la
» pomme de terre. Pour savoir ce qu'on a pensé de Copernic et de
» Galilée, on n'a besoin de consulter aucun livre. Sur l'accueil fait à la
» circulation du sang, chacun sait à quoi s'en tenir. Fulton, à son
» époque, passait pour un intrigant. La télégraphie électrique? Idée
» chimérique, d'après M. Pouillet; cela n'est pas vieux. La chûte des
» aérolithes? une plaisanterie; demandez à l'Académie des sciences!

N'est-ce pas aussi, malgré le témoignage notoire et par conséquent irrécusable des faits, que l'Académie des sciences, représentée cependant par l'estimable Nollet, combattit pendant plus de vingt ans les théories de plus en plus probables de Franklin (1) et la naturalisation parmi nous de son incomparable découverte? Il faut être juste toutefois; deux illustres académiciens se déclarèrent pour Franklin contre Nollet (2).

Aussi, quelque respect, quelque crédit que nous devions accorder aux décisions d'une Compagnie qui, généralement, se recommande autant par l'équité que par la science, il faut bien le reconnaître, la commission nommée par l'Institut pour examiner le travail de notre collègue, ne fut pas plus heureuse dans sa dis-

---

» Le marquis de Jouffroy, inventeur des bateaux à vapeur? un fou et
» un imposteur; demandez à la même Académie! L'éclairage au gaz ?
» une absurdité; demandez encore à l'Académie des sciences ! J'offre
» de parier qu'on peut écrire un volume de six cents pages in-8°, de
» quarante lignes à la page et de soixante lettres à la ligne, qui ne
» contiendra que les titres des inventions réelles que les Académies
» ont repoussées, et je me fais la partie belle. » (Victor Meunier,
feuilleton de la *Presse* du 30 mars 1853).

(1) Voir la note, page 32.

(2) « Malgré les efforts de quelques physiciens intelligents, parmi
» lesquels il faut citer Charles et Leroy, de l'Académie des sciences,
» on repoussa en France, jusqu'à l'année 1782, les paratonnerres, que
» l'Amérique avait adoptés, dès l'année 1760, sur les recommandations
» et grâce au crédit politique de Franklin. » (Louis Figuier, *Exposition et histoire des principales découvertes modernes*).

cussion contre les parafoudres et les paragrêles de M. Lapostolle, que ne l'avait été Nollet dans sa longue et opi-
niâtre prostestation contre le génie et les découvertes
scientifiques de Franklin. De quel principe M. Lapostolle
partait-il, de quelles expériences s'autorisait-il pour pré-
férer la paille aux métaux, comme substance conductrice
de l'électricité, c'est ce qu'il développe surabondamment
dans son livre, et ce que nous allons essayer de rendre
en peu de mots.

La foudre gronderait toujours et partout, et nul coin
de la terre ne serait habitable, si l'électricité, qui
ne semble incessamment distraite de son repos que
pour y tendre sans cesse, n'y pouvait rentrer sans l'intermédiaire d'un conducteur métallique. Il n'est pas que
nous n'ayons vu, plus d'une fois, se dissiper soudaine-
ment et sur place, c'est-à-dire, sans s'écarter de l'horizon
qui l'avait vu naître et grandir, un orage imminent et
qu'on pouvait croire inévitable. C'est que, dans les conditions météorologiques normales, ou, ce qui revient au
même, les plus ordinaires, l'équilibre se rétablit sans
secousse, sans fracas et par l'action même des causes qui
l'ont dérangé. En effet, le plus ou moins de vapeur d'eau
que contient toujours l'atmosphère, chaîne conductrice
qui relie les nuages orageux à notre globe, offre, dans
la plupart des cas, une voie facile aux divers courants
électriques, soit qu'ils s'échappent du réservoir commun,
soit qu'ils y rentrent. Mais là ne se bornent pas les res-

sources ménagées à l'homme par la Providence. La nature,
qui enfante l'orage, n'a pas attendu la science humaine
pour s'armer de parafoudres et de paragrêles, et ils sont
innombrables les paragrêles et les parafoudres de la nature : « les épis, les brins d'herbe et autres objets ter-
» minés en pointe, concourent » — dit le docteur
Brewer, et avec lui la physique moderne — « à soutirer
» l'électricité des nuages (1) » Toutefois, à chacun ses
œuvres ; le docteur Brewer et la physique de nos jours
ne sont que les échos tardifs et affaiblis de notre savant
professeur.

« Au mois de mai, à l'époque où règnent les orages,
» dit M. Lapostolle, les céréales couvrent nos cam-
» pagnes, les céréales, dont les tiges délicates portent à
» leur sommet la nourriture des hommes et de la plupart
» des animaux domestiques. Bientôt la chaleur solaire
» dessèche ces tiges et les rend de plus en plus inflam-
» mables. Cependant, quels exemples peut-on citer de
» moissons consumées par le feu du ciel ? Reconnaissons
» à ce privilége la providentielle bonté du Créateur. Il
» n'en faut pas douter, chacune de ces tiges doit être

(1) *La clef de la science,* ou les phénomènes de tous les jours, expli-
qués par le docteur E. C. Brewer, membre de l'Université de Cam-
bridge, etc. ; ouvrage traduit de l'anglais par l'auteur lui-même ; p. 30.
(Jules Renouard et compagnie, libraires-éditeurs, rue de Tournon, 6,
1855).

» considérée comme un parafoudre qui protège nos ré-
» coltes (1).. »

Qu'ils sont préférables, qu'ils sont supérieurs à nos
parafoudres artificiels métalliques, les parafoudres de
la nature! Ici point de détonnations, point de commotions, point de phénomènes igniformes (2); les parafoudres naturels n'y eussent pas résisté. Par la tige,
par l'épi des céréales, passe et repasse incessamment,
sans altérer leur fragile texture, mais au contraire, en
cette circonstance, pur instrument d'organisation et de
fécondité vitales, le formidable météore qui tue l'homme,
détruit ou renverse sa demeure, et fait voler en éclats
le rocher par lequel il se fraye une voie.

Nous devons le remarquer toutefois, dans l'intérêt
même de M. Lapostolle et de son système, ce n'est pas au
mois de mai que s'annonce, ou du moins se constitue la
saison des orages. En effet, les fureurs de la foudre se
mesurant à la résistance qu'elles rencontrent, rien n'est
plus propre à les prévenir que l'appareil *électro-végétal*
immense réalisé dès-lors dans la campagne par nos jeunes
et florissantes moissons.

(1) *Parafoudres et paragrêles en corde de paille,* troisième supplément, p. 6.

(2) Les paratonnerres métalliques le plus méthodiquement construits
ne sont pas à l'abri des coups de la foudre, qui, à la vérité, dans ces
conditions, ne paraît point causer de dégats. Voyez *Notices scientifiques,* de F. Arago, t. Ier, chap. 52, 1854, Gide éditeur.

« En mai , dit M. Paul Laurent , c'est une chose rare
» qu'un orage , et c'est le mois de l'année où il y a le
» moins d'indemnités à accorder aux cultivateurs pour
» les sinistres causés par la grêle ; les registres des con-
» tributions en font foi. Mais il n'en est déjà plus de
» même dans la dernière moitié du mois de juin , quand
» la fenaison est achevée... (1) »

Néanmoins, grâce aux céréales, et nonobstant quelques
orages coïncidant avec les dénudations partielles du sol ,
« l'équilibre électrique est jusqu'à un certain point main-
» tenu jusqu'à la fin de juillet , où les blés tombent sous
» les faucilles , et où, jusqu'en septembre , des plaines
» immenses sont mises à nu. C'est alors la vraie saison
» des orages, qui se font plus fréquents et plus redou-
» tables, à mesure que les relations électriques régulières
» entre l'air et la terre sont rompues par l'abattage des
» grains , et quoique souvent , en raison même de ces
» orages, la température soit moins chaude qu'en juillet.
» On comprend en effet que les millions de conduits
» secrets par où s'échappaient les trop-pleins électriques
» ayant disparu , les mêmes effets qui se sont manifestés
» en juin se renouvellent plus intenses et plus redoutables,
» jusqu'à ce qu'après les tempêtes de l'équinoxe d'au-
» tomne , l'équilibre encore une fois soit refait entre   .

(1) *Du premier carbone des plantes primitives. L'Ami des sciences,*
année 1858, p. 38, deuxième colonne, vers le dernier tiers.

» l'électricité terrestre et celle de l'atmosphère... (1). »

C'est ainsi que M. Laurent, après M. Lapostolle, reconnaît dans les végétaux, mais surtout dans les céréales, un appareil électrique naturel, construit, entretenu et vivifié tout à la fois par l'électricité même qui le traverse sans cesse, et qui, selon la direction de ses deux courants, l'un ascendant, l'autre descendant, fait tour à tour descendre et monter la sève. Dans ce qui suit, M. Laurent démontre avec évidence, par de nombreux exemples, que la végétation la plus riche en pointes, partant, la plus susceptible de soutirer la matière de la foudre, est, par cela même, la plus hâtive et la plus luxuriante. Et ainsi se trouvent confirmées aujourd'hui, c'est-à-dire, trente-huit ans après la publication d'une théorie toute semblable et que l'Académie des sciences déclara ne pas mériter son attention, les opinions de M. Lapostolle sur la conductibilité électrique comparée des diverses substances végétales.

M. Lapostolle, on a pu le voir, ne prisait guères les découvertes non susceptibles d'applications utiles ; c'était peu, pour notre savant, de reconnaître aux céréales cette destination providentielle : il n'était pas homme, comme on dit, à s'arrêter en si beau chemin ; il avait su, ainsi que nous l'avons rapporté, utiliser autant que possible, la fane de la pomme de terre ; il ne se donna point de

____

(1) *Du premier carbone des plantes primitives.*

repos qu'il n'eût recherché et constaté , toujours à notre profit , jusqu'à quel point la paille des céréales hérite de leur conductibilité électrique.

On devine déjà , par ce qui précède, quelle substance obtient l'avantage dans les expériences comparatives de M. Lapostolle sur la conductibilité électrique différentielle des métaux et de la paille ; expériences tant de fois renouvelées par l'illustre professeur, soit dans son cabinet, soit à l'École, soit enfin en pleine campagne, par un temps d'orage, et en présence de spectateurs nombreux, ses élèves pour la plupart , dont au besoin (nous parlons de ceux qui survivent, et nous sommes du nombre) le témoignage ne se ferait pas attendre. Mais à quoi bon ce témoignage, lorsque tant de cabinets de physique sont ouverts, où le premier physicien venu peut facilement et sans frais contrôler ces expériences ?

Leur dernier mot, nous le devinons encore : comme les céréales , dont elle provient , la paille possède , bien réellement , la mystérieuse faculté de livrer passage au principe de la foudre, sans secousse , sans détonnation , sans dégagement de lumière et, comme on ne saurait trop' le redire , plus facilement et avec plus de rapidité que les substances métalliques elles-mêmes ; car, s'il suffit d'une seule provocation (l'électromètre en fait foi) pour épuiser avec un excitateur en corde de paille une jarre fortement chargée d'électricité, la même jarre , dans le même état de tension électrique , devra être touchée sept à huit fois , pour atteindre le même résultat , si l'on opère avec un excitateur métallique (1).

Écoutons M. Lapostolle, dont nous ne faisons ici que resserrer le texte : « Que l'on renouvelle , dit-il , cette » expérience , dans les mêmes conditions , mais en tou- » chant d'une main l'armure externe de la jarre , tandis » que l'autre main , armée de l'excitateur en corde de » paille , s'adresse à l'armure interne, l'électromètre seul » indique la décharge complète de l'appareil , car au- » cune étincelle ne se produit , et il n'en résulte pour » l'opérateur aucune commotion , contrairement à ce qui » arriverait, non sans danger pour ses jours , s'il usait, » en cette circonstance, d'un excitateur métallique (2). »

A cette première modification d'une expérience qui , pour le fond , est toujours la même , en succède une seconde , dans laquelle , quarante personnes se tenant par la main , les deux extrémités de cette chaîne vivante se mettent en rapport successivement , l'une d'abord avec l'armure externe , puis l'autre , à l'aide d'un excitateur , avec l'armure interne. Il y a ou non commotion pour toute la chaîne , suivant que l'excitateur est en métal ou en corde de paille. Au préalable, cela va sans dire, la jarre doit être chargée avec mesure et de manière à ce que,

(1) *Parafoudres et paragrêles en corde de paille*, premier supplément, p. 8.

(2) Ibid., p. 9.

dans le cas de commotion, les expérimentateurs n'en soient point blessés.

Dans une troisième et dernière combinaison (la plus décisive de toutes puisqu'elle met en relief, par une expérience commune, les propriétés distinctives des deux excitateurs en question), la personne en tête de la chaîne étant armée d'un excitateur métallique, la vingtième et la vingt-et-unième personnes ne communiquent ensemble qu'au moyen d'une corde de paille dont chacune d'elle tient une extrémité. Pour le reste, on se comporte comme dans la précédente expérience, et il va sans dire que la commotion provoquée par l'excitateur s'arrête inclusivement à la vingtième personne, les vingt dernières se trouvant protégées par la corde dont il vient d'être parlé.

Qu'opposer à des expériences aussi concluantes ? Nous avons dit, d'après les journaux du temps, d'après la correspondance des savants tant étrangers que français qui accueillirent et mirent à l'épreuve la découverte de M. Lapostolle, les succès des parafoudres et des paragrêles en corde de paille construits et érigés méthodiquement, c'est-à-dire, selon le procédé indiqué par l'auteur.

Étant admis ce principe que, dans une question toute de pratique, s'appuyer sur les données expérimentales les plus décisives par leur valeur affirmative et par leur nombre, c'est avoir gain de cause, nous pourrions ne pas rechercher si M. Lapostolle, qui a raison quant aux faits, l'a également quant aux doctrines. Voyons cependant jusqu'à quel point l'Académie, qui évite de se prononcer sur les faits, va le prendre en défaut sur la doctrine.

Et d'abord, en ce qui touche ce que nous appelons gratuitement, chacun l'avoue, fluides impondérables — or, notre observation concerne également toutes les forces essentielles, motrices et régulatrices du monde physique — quelle doctrine n'est pas à beaucoup d'égards purement conventionnelle et hypothétique, en d'autres termes, déduite de faits plus ou moins accessibles à nos sens, mais dont (comme on l'a dit tant de fois) nous ne connaîtrons jamais à fond ni le mécanisme ni le principe?

En jugeant, à ce point de vue, la météorologie électrique de M. Lapostolle, les commissaires se fussent montrés plus équitables pour une conception systématique qui, loin de reposer entièrement sur des présomptions, ainsi que l'insinue M. Biot, établit, par des expériences irréfutables, la supériorité des céréales sur les métaux, comme agents de conductibilité électrique, et, conséquemment, met hors de doute ce grand fait, à peine soupçonné par les savants de l'époque, nous voulons dire l'intervention générale et perpétuelle de l'électricité comme puissance de premier ordre dans la dynamique toujours active du monde organique. Que M. Lapostolle, remontant des petits effets aux grands, des expériences de cabinet aux gigan-

tesques procédés de la nature, n'ait vu dans le bassin
des mers qu'un appareil électro-magnétique immense qui,
incessamment battu et provoqué par ses ondes turbu-
lentes, dégage, incessamment aussi — comme les glaces
circulaires de nos machines électriques sous le frottement
de leurs coussinets de cuir — l'élément constitutif de la
foudre, nous ne voyons, dans ce rapprochement, n'en
déplaise à M. Biot, rien qui blesse les saines notions de
la science.

Les phénomènes de la bouteille de Leyde pouvant être
analysés de différentes manières, selon qu'on adopte la
théorie des deux fluides ou qu'on s'en tient au système plus
simple du fluide unique, M. Biot ne procède point logi-
quement lorsqu'il arguë de la théorie de Dufay contre la
théorie de Franklin, pour condamner les opinions de
M. Lapostolle, basées sur cette dernière. Pour que
M. Biot eut raison, il faudrait qu'au point de vue scientifique, la première des deux théories prévalût indubi-
tablement sur la seconde. Voyons s'il en est ainsi.

Quelque fortune qu'elle eût·faite en France, la théorie
de Dufay ou des deux fluides ne séduisit point M. Lapostolle. Comme Franklin, comme, aujourd'hui encore, la
plupart des physiciens allemands, il trouvait, dans
l'hypothèse d'un seul fluide, la raison suffisante de tous
les phénomènes électriques connus. Or — la preuve
nous en sera bientôt acquise — en matière d'électri-

cité, se ranger à l'opinion de Franklin n'est pas ce qu'on peut appeler faire fausse route. D'ailleurs, que l'équilibre électrique se rétablisse grâce aux efforts plus ou moins libres d'un fluide homogène pour remplir, dans les différentes régions du sol et de l'atmosphère, les vides causés par son absence, ou que l'orage s'appaise et se dissipe par la rencontre et la fusion de deux fluides différents qui ne se séparent sans cesse que pour tendre sans cesse à se rapprocher et à se confondre....., toute la question pour les paratonnerres — car il faut toujours en revenir là — c'est de justifier leur nom et leur objet en protégeant nos demeures contre les fureurs de la foudre. Lors donc que l'auteur des parafoudres et des paragrêles en corde de paille les annonçait comme remplissant et au-delà, c'est-à-dire, mieux que les paratonnerres métalliques, les conditions requises; lorsque, dans plusieurs contrées de l'Europe et de l'Amérique, des hommes honorables, des savants distingués, justifiaient par leurs expériences l'efficacité de ces nouveaux instruments de salut; lorsqu'enfin le Pouvoir, averti, par la presse, de l'intérêt qu'ils excitaient au loin, les soumettait au jugement de l'Académie des sciences, on se demande si cette Compagnie, en les déclarant *à priori* indignes de son attention, n'a pas méconnu, de tout point, sa mission originelle et son mandat. On se demande si c'est bien sérieusement que, substituant une question de doctrine à une question de fait, le célèbre Biot, pour se dispenser de l'examen pratique commandé par la matière, oppose à M. Lapostolle une fin de non recevoir fondée sur ce que ce dernier, professant la théorie de Franklin, n'explique pas les phénomènes électriques à la manière de Dufay, adoptée par l'Académie des sciences.

Ce qu'il y a de certain c'est que, redressant les calculs d'Œpinus et renversant les diverses objections soulevées contre la théorie du fluide unique ou de Franklin, la science moderne, dans la personne de deux jeunes physiciens, vient de réduire à sa valeur la théorie évidemment gratuite et, conséquemment, plus ingénieuse que scientifique des deux fluides (1).

Au reste, à quelque opinion qu'on se range en matière d'électricité, qu'on s'en tienne au fluide unique de Franklin, sorti vainqueur des calculs d'Œpinus et des objections de Cavendish, ou qu'on lui préfère le fluide double de Dufay et de Symmer ou d'Eales ; qu'on se prononce

(1) Voir le travail de M. Bigeon dans les *Annales de chimie et de physique*, (2e série, t. xxxviii, p. 150) :

« Il n'existe, dit M. Bigeon, qu'un seul fluide électrique, dont l'égale » distribution dans tous les corps de la nature constitue l'état naturel, » et l'inégale distribution, l'état électrique des corps. » C'est à développer et à confirmer cette proposition que M. Edm. Robiquet a consacré une partie de sa thèse pour le doctorat-ès-sciences, présentée, en 1854, à la Faculté des sciences de Paris.

Voir pour le résumé de ces travaux, l'ouvrage de M. Louis Figuïer, ayant pour titre : *Exposition et histoire des principales découvertes modernes* (t. iv, p. 94, la note au bas de cette page).

pour la polarisation moléculaire de Faraday, laquelle, éloignant toute hypothèse de substance électrique transportable, fait de l'électricité dynamique une vibration *sui generis* plus ou moins continue des particules infinitésimales de la matière, d'où résulte par leurs dispositions relatives une véritable pile, sous l'action d'une force dont on s'abstient de rechercher l'essence...; ou qu'on adopte, enfin, avec toutes ses conséquences, la corrélation des forces physiques de Grove, développement philosophique de la croyance de Nollet à l'identité du calorique, de la lumière, de l'électricité et du magnétisme, considérés par celui-ci comme les manifestations diverses d'un principe unique, la question des paratonnerres demeure la même, et aucune théorie, quelle qu'elle soit, n'appelle de changement dans leur construction.

Enfin, l'honorable M. Biot ne nous paraît pas plus heureux lorsqu'il invoque contre l'efficacité des parafoudres et des paragrêles en corde de paille, ce que précisément M. Lapostolle fait valoir en leur faveur, à savoir qu'en temps d'orage ils ne présentent pas à leur sommet l'aigrette lumineuse dont se couronnent à leur pointe (quand un nuage chargé d'électricité passe dans leur sphère d'activité) les paratonnerres métalliques. Si, ce qu'on ne peut révoquer en doute, la vivacité de l'éclair et la violence du tonnerre, comme aussi les accidents qui en peuvent être la suite, répondent et se proportionnent à la tension électrique et à la résistance rencontrées par

3.

la matière fulminante, il est évident que, plus cette
dernière sera libre, plus aussi les manifestations igniformes, les détonnations et les commotions conséculives
diminueront d'intensité. Aussi, étant mis hors de doute
ce point capital que, traversés par la foudre, les paratonnerres en corde de paille, contrairement aux paratonnerres métalliques, ne donnent lieu à aucun phéno-
mène de cette nature, il y a tout à refaire dans la clas-
sification des substances diélectriques, qui assigne aux
métaux la première place.

C'est ici que le célèbre Académicien, sous le prétexte de redresser l'erreur d'un homme qui, à notre
avis et en réalité, ne se trompe point, nous semble se
méprendre regrettablement pour lui-même et pour le
corps savant dont il est l'organe. A l'entendre, ce qui
prouve la supériorité des métaux comme agents de conductibilité électrique, c'est qu'une grande masse d'électricité introduite dans notre corps par l'intermédiaire
d'une tige métallique, nous ébranle aussi fortement, à
peu de différence près, « que si elle s'élançait *directement*
» dans nos organes. » Au contraire, ajoute M. Biot,
« puisque — toutes choses égales d'ailleurs — on ne
» ressent aucune commotion quand l'électricité nous par-
» vient le long d'une corde de paille, c'est que la paille
» résiste au fluide et retarde sa vitesse (1). »

(1) *Parafoudres et paragrêles en corde de paille*, deuxième supplément, p. 29.

Ces quelques lignes de M. Biot sont peut-être ce qui lui est échappé de moins exact et de plus contraire à l'observation, en matière de science. Ce que nous tenons à démontrer ici, c'est que, dans aucun cas, l'électricité ne s'élance et ne peut s'élancer que de la manière la plus indirecte, la commotion dont il s'agit ne se produisant dans nos organes qu'autant que, pour nous atteindre, l'électricité se fait jour violemment à travers un milieu rebelle; ce que nous tenons à faire comprendre, c'est que, fût-elle retardée, comme le veut M. Biot, c'est-à-dire ralentie dans son cours à travers la paille, ce retard lui-même constituerait, en quelque sorte, la preuve d'une libre et facile progression, d'une progression autant que possible exempte d'obstacles.

Et d'abord, comment l'illustre savant ne voit-il pas que la commotion même, prévenue par l'excitateur végétal, fait le procès à l'excitateur métallique, qui ne saurait la prévenir? Que prouve-t-elle cette commotion, si ce n'est, dans la tige métallique, une capacité électrique insuffisante pour absorber et détendre le fluide, pour en amortir le choc; capacité, par là même, de beaucoup inférieure à celle de l'excitateur de paille? N'est-ce pas là, en quelque sorte, l'histoire de deux armes à feu de calibres différents, et dont l'une peut donner la mort avec une dose de poudre qui, dans l'autre, fera à peine explosion? Et, en effet, à quoi tient cette différence de capacité des deux excitateurs? A ce que, au dedans

3*

comme au dehors , grâce à son état hygrométrique naturel , à son tissu tout à la fois celluleux et capillaire , la
paille se laisse traverser de part en part et dans sa trame
même par le principe de la foudre , tandis que , pour voie
d'accumulation et d'écoulement, les tiges métalliques
n'offrant à celui-ci que leur surface (1), force lui est, pour
agrandir et suivre sa route , d'écarter ou de déchirer
violemment la colonne d'air qui comprime ou qui isole
cette surface (2). Il est superflu d'ajouter que nous sup-

(1) Il résulte , comme on le sait, des expériences de Coulomb , que
loin de se laisser pénétrer — au moins d'une manière sensible — par
l'électricité qui s'y porte , les conducteurs, isolés ou non , ne la re-
çoivent qu'à leur surface. (Voyez les divers traités de physique, ou
plus particulièrement celui de A. de La Rive, t. Iᵉʳ, page 67).

La paille , les céréales... font exception.

D'une manière sensible , disons-nous, et ce n'est pas sans raison
que nous faisons cette réserve ; en effet, l'accumulation de l'électricité
à la surface des corps conducteurs n'est point absolue; en d'autres
termes, il s'en faut bien que l'électricité ne pénètre point les corps où
elle s'accumule. On peut dire même — et cela paraît tout naturel —
qu'elle les pénètre d'autant plus aisément et d'autant plus vite que
leur conductibilité est plus grande , et c'est pourquoi, comme substances diélectriques , la paille et les céréales l'emportent sur les substances métalliques les plus conductrices. Enfin , les expériences de
Faraday , sur la propagation de l'électricité, ne permettent plus
d'ignorer que les substances les plus isolantes elles-mêmes , ne dif-
fèrent des plus conductrices que par le degré de conductibilité. (Voir
la note, page 38).

(2) Comme l'établissent ou semblent l'établir, en effet, les expériences
électriques faites dans le vide par MM. Becquerel et Harris, c'est en sa
qualité de corps isolant et non de corps pesant que l'air retient et

posons ici l'atmosphère, autant que possible, à l'état de sécheresse.

Maintenant, puisque l'énergie de la commotion est relative à la résistance que le fluide électrique doit vaincre pour se détendre et prendre le large, il ne s'élance et ne peut s'élancer que de la manière la plus indirecte, c'est-à-dire, en brisant ou en déchirant les corps qui ne lui permettent point de passer outre. Mais soit qu'il circule avec plus ou moins de facilité, soit qu'il s'élance et se précipite en rompant les digues qui l'arrêtent, son déplacement ne peut s'opérer, dans le second cas surtout, que par voie médiate ou indirecte.

En effet, scientifiquement et absolument parlant, du centre de notre globe à sa surface, et de cette surface aux couches supérieures les plus raréfiées du fluide élastique qui l'environne, tout est plein, tout est matière, et il est impossible à aucun principe matériel, si subtil qu'on le suppose, de se mouvoir d'une manière directe ou, pour mieux dire, immédiate, comme l'entend M. Biot; en d'autres termes, de se porter d'un lieu dans un autre sans déplacer, ou tout au moins sans traverser telle ou

condense l'électricité à la surface du corps où elle s'accumule. (Voyez dans le *Traité d'électricité théorique et appliquée* de A. de la Rive, tome Ier, page 127, le paragraphe 4 du chapitre II, qui a pour titre : *Examen du rôle attribué à la pression atmosphérique dans les phénomènes de l'électricité statique*).

telle substance remplissant l'espace, substance qui, si elle ne s'y refuse entièrement, accepte plus ou moins ce déplacement ou cette invasion. Corps solides, corps liquides, corps gazeux, plus ou moins opaques ou diaphanes, milieux rares, milieux denses..., l'électricité ne peut aller et venir que par l'intermédiaire de toutes les subtances naturelles, qui, toutes aussi, à divers degrès, lui résistent et cependant lui donnent passage (1).

(1) « Faraday, dans ses recherches sur l'induction statique, a dé-
» montré que la propagation électrique ne s'opère point à distance,
» mais qu'elle a lieu par l'intermédiaire des corps, même de ceux qui
» en apparence sont les plus isolants. Ces corps se polarisent sous
» l'influence du corps électrisé, c'est-à-dire que chacune de leurs par-
» ticules présente les deux électricités séparées l'une de l'autre, de
» façon que, si le corps électrisé est positif, les électricités négatives
» de chaque particule sont toutes tournées du côté de ce corps, et les po-
» sitives du côté opposé : c'est ce qui constitue l'induction. Il résulte
» de là que la distinction entre les corps isolants et les corps conduc-
» teurs n'est point absolue, les conducteurs, même les meilleurs, op-
» posant toujours une certaine résistance au passage de l'électricité,
» résistance du même genre (quoiqu'à un degré bien moindre) que
» celle des substances les plus isolantes. » (Traité d'Électricité théorique et appliquée, par A. de la Rive, tome II, pages 3 et 4.)
    « Les pouvoirs conducteurs ou isolants ne diffèrent que par le degré.
» Si on classe les corps relativement à l'un de ces pouvoirs, ceux qui
» sont à l'extrémité de la série peuvent être considérés les uns comme
» isolants, les autres comme conducteurs, tandis que les termes in-
» termédiaires doivent être regardés comme imparfaits, soit à un
» point de vue, soit à l'autre. » (Leçons élémentaires d'Électricité, par
W. Snow Harris, de la Société royale de Londres. Traduit par E.
Garnault).

Ainsi , pour ne parler que de l'atmosphère , de deux choses l'une : ou l'air est sec , ou il est humide. Or , qu'il soit l'un ou l'autre, c'est par son ,canal et , conséquemment , toujours par voie indirecte que l'électricité effectue son retour au réservoir commun. Seulement, l'air est-il humide ? En sa qualité de bon conducteur , ouvrant une facile voie au fougueux et terrible météore, il le détend et le désarme ; en d'autres termes , il prévient la pléthore et la tension électriques , nécessaires à la formation de la foudre et à ses conséquences plus ou moins dangereuses. Et alors , point de détonnations , point de commotions , point de phénomènes igniformes. Est-il sec ? Mauvais conducteur, il favorise au contraire cette pléthore et cette tension, en opposant à l'électricité une barrière qu'elle ne peut franchir qu'avec violence , car , une fois pour toutes, l'électricité — qu'on en juge par le profil angu- leux et tourmenté du sillon de feu que trace l'éclair — ne se déplace jamais d'une manière plus indirecte et, par là même , plus foudroyante , que lorsque sa tension est plus

D'après Faraday, c'est donc à la résistance moléculaire des subs- tances les moins conductrices ou, ce qui revient au même, les plus isolantes, c'est à la difficulté, à l'impossibilité même de la fusion et de la neutralisation des deux électricités dans chaque molécule , sous l'in- fluence d'une forte tension électrique, que sont dus le déplacement , la disgrégation de ces molécules , par conséquent (suivant l'ensemble des circonstances) la rupture ou la déchirure des corps, leur pulvé- risation, leur liquéfaction, leur conversion en gaz , en un mot tous les accidents consécutifs des décharges électriques foudroyantes.

considérable, et les milieux à franchir plus réfractaires
à ses efforts (1).

C'est donc se tromper du tout au tout que d'invoquer
la commotion comme une preuve de circulation électrique
facile et *directe*, la commotion qui, selon la remarque
de M. Lapostolle, n'est à redouter en aucun cas de la
part des paratonnerres en corde de paille, mais que peut
produire, avec tous les accidents consécutifs trop souvent
mortels des coups de foudre, la moindre solution de con-
tinuité dans les paratonnerres métalliques.

Maintenant, que l'électricité, trouvant dans la paille
qu'elle pénètre de part en part, une voie large et facile
(c'est l'opinion de M. Lapostolle) y circule plus lentement
(M. Biot le veut ainsi!) qu'à la surface d'une tige métallique resserrée dans un air sec, nous y verrions
quelque analogie avec les lois de l'hydraulique, en
vertu desquelles, par exemple, la rapidité d'un fleuve
est en raison directe du resserrement de son lit et de ses
rives. En définitive, que nous importe? Ce que nous
demandons aux paratonnerres, ce n'est pas une progression plus lente ou plus rapide de l'électricité le long
de leurs barres, mais le retour inoffensif de celle-ci au

---

(1) On sait que les éclairs se distinguent en trois classes. « La forme
» en zigzag paraît tenir à la résistance que rencontre la décharge élec-
» trique dans les couches d'air qu'elle traverse. » (*Traité d'Électricité
théorique et appliquée*, par A. de la Rive, tome III, page 130.)

réservoir commun, ou, dans l'hypothèse des deux fluides (car il faut contenter tout le monde), la neutralisation de la foudre par une facile rencontre de l'électricité terrestre et de l'électricité atmosphérique dans la moyenne région de l'air.

Quoiqu'il en soit, dans les deux hypothèses, et par le fait même que la paille, contrairement aux métaux, ouvre au fluide électrique un canal plus large, elle en prévient, pour continuer notre comparaison, les débordements et les ravages. Et ainsi s'explique comment une somme donnée d'électricité s'engage tout entière et tout d'une fois dans ce facile canal, laquelle n'eût circulé qu'avec effort, par fractions et par saccades explosives, le long d'une tige métallique relativement impénétrable (1), d'une tige métallique étranglée par un air sec.

En effet, — et c'est ici que s'écroule, n'en déplaise encore à M. Biot, la supposition chimérique, pour ne pas dire plus, d'un ralentissement effectif dans la vitesse du fluide électrique traversant un bout de corde de paille — nous avons vu tout à l'heure, dans le cabinet de M. Lapostolle, se décharger entièrement, sans étincelle, sans explosion, sans secousse aucune, au premier contact d'une corde de paille, une batterie électrique qu'il eût fallu — pour atteindre le même résultat — toucher sept à huit fois avec un excitateur métallique.

(1) Voir, page 36, la note 1re.

Nous avons vu , à ce premier contact , à cette unique provocation de l'excitateur végétal , les plumes de l'électromètre , par leur abaissement complet et instantané ,
annoncer de la manière la plus sensible et la plus évidente,
la soudaine et entière libération du fluide. Le croirait-on
cependant ? Cet abaissement soudain et absolu de l'électromètre , cette batterie si bien dépouillée qu'on peut y
porter hardiment la main sans dégager la moindre étincelle , sans éprouver la moindre commotion , tous ces
signes probants et manifestes de la parfaite conductibilité
de l'excitateur végétal , sont opposés en pure perte à
l'incrédulité systématique de M. Biot !

Rappelons enfin , pour enlever tout prétexte d'excuse
à M. Biot, l'expérience si décisive du parafoudre en corde
de paille érigé en pleine campagne , par un temps d'o-
rage ; expérience que M. Lapostolle a consignée dans
son ouvrage, mais que l'Académie s'est abstenue de consulter , ou dont elle n'a pas daigné tenir compte (1).

L'injustice, comme l'ingratitude, peut révolter les âmes
neuves, mais non briser les âmes fortes, ni décourager les
âmes généreuses. Ainsi qu'on peut le voir, par la date des
services et des travaux de M. Lapostolle, postérieurs à ses
débats avec l'Académie des sciences, ses déconvenues et

---

(1) Voir, pour cette expérience, le tableau annexé au chapitre XVI du
Traité des parafoudres et des paragrêles en corde de paille.

les glaces mêmes de l'âge ne refroidirent point en lui cette
soif de se dévouer qui faisait le fond de sa nature, et qui
ne devait s'éteindre qu'avec sa vie : « Lorsque le choléra
» menaçant nos contrées, la Société médicale et le Con-
» seil de salubrité furent chargés par l'Intendance sani-
» taire d'organiser contre ce fléau tous les moyens pré-
» ventifs possibles, on vit, dit le docteur Barbier,
» M. Lapostolle, âgé de quatre-vingt deux ans, ap-
» porter, dès le lendemain, un travail considérable,
» dans lequel, passant en revue toutes les rues, tous les
» canaux, tous les points de notre cité, il signalait avec
» les plus grands détails tout ce qui lui avait paru suscep-
» tible de suppression, d'amélioration ou de réforme, de
» sorte qu'on pourrait dire qu'il a fini comme il a com-
» mencé (1). »

On nous le montre aussi, ce vieillard privilégié, con-
servant jusqu'à la fin cette vigueur d'intelligence, cette
puissance d'action sans lesquelles notre dévouement
s'épuise souvent en efforts stériles. Nous retrouvons en
lui, jusqu'au dernier jour, cette fécondité d'expédients
et de pratiques ingénieuses qui caractérise les inven-
teurs de tout ordre, et qui, dans l'ordre scientifique,
s'appuyant sur la connaissance approfondie des propriétés
physiques, chimiques et organiques de la matière, dé-
couvre et détermine avec bonheur tous les rapports mu-

(1) Eloge de M. Lapostolle, par N. Delamorlière.

tuels, tous les usages possibles des substances. C'est
dans le travail précité qu'il propose, « pour combler les
» fondrières creusées dans nos marais par l'extraction
» de la tourbe, et d'où s'évaporent, en été, les exhalai-
» sons les plus malfaisantes, une espèce de plante du
» genre *Carex*, qui, ayant la faculté de multiplier ses
» racines à l'infini, devra épuiser les eaux stagnantes,
» et faire monter bientôt le fond de ces excavations au
» niveau de leurs bords (1). »

Lorsqu'on embrasse d'un coup d'œil et dans leur
ensemble les travaux et les écrits de M. Lapostolle, on
se figure difficilement qu'un seul homme ait pu suffire à
tant de choses. Si l'on excepte son *Traité des parafoudres
et des paragrêles en corde de paille* et les trois supplé-
ments dont il l'a fait suivre, les solutions apportées par
les progrès de la science depuis trente ans dans les
questions agricoles, commerciales, industrielles, hygié-
niques et médicales dont s'est constamment occupé notre
savant philanthrope, nous dispensent, sinon de rappeler,
d'analyser du moins ses nombreux ouvrages.

« On lui doit, dit M. Delamorlière, plusieurs traités
» sur la carie ou le blé noir (blé charbonné) ;
» Sur les engrais ;
» Sur la betterave champêtre et l'extraction de son
» sucre ;

(1) Le docteur Barbier, sur la tombe de M. Lapostolle.

» Sur les moyens de diminuer la consommation du
» bois dans les manufactures françaises ;

» Sur les eaux-de-vie obtenues par le coupage des
» esprits ;

» Sur la fermentation vineuse de la betterave ;

» Sur les vices des chaudières et les perfectionnements
» dont elles sont susceptibles ;

» Une communication à l'Académie d'Amiens, sur une
» machine à vapeur propre à économiser le combus-
» tible (1) ;

» Une analyse du carthame de France comparé à celui
» du Levant ;

» Un procédé nouveau de soupes économiques ;

» Le plan d'un cours de chimie appliqué aux arts et
» aux manufactures ;

» Les moyens de conserver la pomme de terre ;

» L'art d'extraire la potasse de la fane de la pomme
» de terre ;

» Un mémoire sur le galvanisme ;

» Un essai sur l'asphyxie et les moyens d'en faire ces-
» ser les effets ;

» Une dissertation sur l'opium et sur ses applications.

» Des expériences nouvelles à l'aide desquelles on

---

(1) Voir les rapports de l'Académie d'Amiens, tome Ier, page 168.
Cette machine, de l'invention de M. Lapostolle, fut adoptée par tous
les hospices de la ville.

» établit le moyen de mettre la taxation du pain en rap-
» port avec le prix des farines ;

   » Des vues générales sur le département de la Somme ;

   » Avis aux mères pour leur conservation et celle de
» leurs enfants, ou procédé pour priver les vêtements
» de fil et de coton de leur inflammabilité. (*Journal de la*
Somme, 31 mars 1821) ;

   » De la nécessité de bannir de nos cuisines les usten-
» siles de cuivre. (Même journal, même année, 5 juin) ;

   » Des champignons, des moyens de guérir les per-
» sonnes qui en sont empoisonnées, et de la culture de
» l'espèce qui doit être exclusivement servie sur nos
» tables. (15 décembre) ;

   » Des moyens à opposer à la contagion de la peste et
» de la fièvre jaune. (22 décembre) ;

   « Enfin, un travail très-important sur l'analyse des
» eaux de puits, rivières et fontaines d'Amiens et de ses
» environs, et une multitude de notes et de mémoires
» de chimie d'un intérêt plus ou moins grand (1). »

   Et ce n'est pas tout. Il fut ensemble ou tour à tour —
selon que ces différentes attributions étaient, de leur nature, permanentes ou temporaires — Vice-Consul d'Es-
pagne près la nation française pour les affaires commerciales ; Agent inspecteur dans les Départements de la
Somme, de la Seine-Inférieure, de l'Oise et du Pas-de-

_____

(1) Éloge de M. Lapostolle par N. Delamorlière.

Calais, pour la fabrication du salin et du salpêtre ;
Membre du Jury de l'Instruction publique, de la Société
de Santé et de celle de Médecine de Paris, de l'École de
Pharmacie de la même ville et de l'Académie d'Amiens ;
Président de la section d'Agriculture de cette Compagnie
et de la Commission provisoire des poids et mesures ;
Professeur de physique et de chimie, successivement, à
l'École centrale, au Jardin du roi et, définitivement, à
l'École préparatoire de Médecine d'Amiens; Essayeur du
Bureau de garantie des matières d'or et d'argent de la
Somme ; enfin, Membre correspondant de nombreuses
Sociétés savantes.

« Privé d'enfants, M. Lapostolle reportait toute sa
» tendresse sur ses élèves. Il s'en montrait l'ami, le
» protecteur et le père. Il les aidait de ses conseils, de
» son crédit, et ne les perdait point de vue dans leur
» carrière. C'était pour lui un véritable bonheur que de
» les réunir plusieurs fois l'année, et de les fêter en
» père de famille. »

« Il disposa en faveur de ses concitoyens d'un très-
» beau cabinet d'instruments de physique, voulant con-
» sacrer ainsi sa mémoire dans sa patrie adoptive. Les
» derniers battements de son cœur furent pour les infor-
» tunés; il légua un lit à l'hospice des incurables, une
» aumône considérable aux pauvres, et cessa de vivre,
» le 19 décembre 1831, environné de ses élèves (1). »

(1) Éloge de M. Lapostolle par N. Delamorlière.

Tel fut M. Lapostolle, méconnu, de son vivant, par l'Académie des sciences, qui, vers la même époque, méconnaissait également le marquis de Jouffroy, l'américain Fulton et notre compatriote Charles Dallery. Cependant, comme il n'est donné aux plus célèbres académies d'immortaliser que ce qui, de soi-même et de sa nature, est immortel, leur opinion ne saurait prévaloir non plus contre les créations vitales du génie, ou retarder indéfiniment le triomphe des découvertes et des inventions scientifiques vraiment viables. Parmi les portraits d'académiciens qui figurent au musée de Versailles, que de visages inconnus du public ! Que de personnages oubliés comme leurs œuvres, tandis que l'heure approche où, généralement adoptés par les habitants des campagnes, et protégeant leurs personnes et leurs moissons avec une efficacité dont ne jouissent pas les paratonnerres métalliques eux-mêmes, les parafoudres et les paragrêles de M. Lapostolle — qui n'a point son image appendue aux lambris du palais de Versailles — défendront à jamais son nom contre l'oubli (1) !

---

(1) Nous ne sommes pas le seul à nous délarer pour M. Lapostolle contre l'Académie des sciences. Voir, dans le *Cosmos*, en date du 14 janvier 1859, un article de M. l'abbé Moigno, relatif à l'implantation de paragrêles en corde de paille sur dix-huit communes des environs de Tarbes.

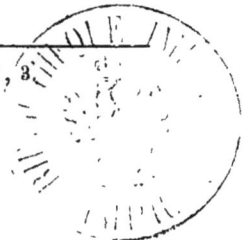

Amiens. — Imp. Ve HERMENT, place Périgord, 3.

www.ingramcontent.com/pod-product-compliance
Lightning Source LLC
Chambersburg PA
CBHW071408200326
41520CB00014B/3346